Per iniziare

Spesso nella riabilitazione si dà molto spazio alle singole parole dimenticando che noi comunichiamo tramite le frasi.

Le persone con afasia possono avere difficoltà più o meno grandi nel produrre le frasi. Si può andare dall'assenza totale di frasi (linguaggio assente o limitato a una parola, il cosiddetto «linguaggio telegrafico») alle frasi senza funtori o con verbi all'infinito:
- Domani uscire amici
- Oggi cambiato tenda e anche cuscino di letto
- Ho sentito il radio e il televisione

Abbiamo dedicato due articoli a questo argomento:

Afasia: la costruzione della frase (parte 1):
https://www.trainingcognitivo.it/afasia-la-costruzione-della-frase/

Afasia: la costruzione della frase (parte 2):
https://www.trainingcognitivo.it/afasia-la-costruzione-della-frase-parte-2/

Per iniziare

In questo volume troverete schede con tecniche e materiali utili per stimolare la produzione della frase nella persona afasica.

Nella prima parte ci concentreremo sui materiali per lavorare con **l'approccio più classico** che procede dalle strutture frasali semplici a quelle più complesse per approfondire poi gli articoli e le preposizioni.

Saranno mostrati, poi, dei materiali per **aspetti più specifici**, come il potenziamento della semantica e la strutturazione visiva delle frasi.

Infine, saranno mostrate brevemente delle tecniche specifiche di ampio utilizzo in ambito logopedico.

Potete utilizzare tutti i materiali così come sono o usarli come punto di partenza per strutturare i vostri.

Iniziamo, adesso, dall'aspetto principale nella produzione frasale: il verbo.

L'importanza del verbo

Molti approcci riabilitativi assegnano un ruolo centrale al verbo, considerato il fulcro intorno al quale ruota tutta la frase.

I verbi possono essere classificati per **valenza**, ovvero per la capacità di attrarre più o meno argomenti per generare una frase di senso compiuto.

Verbi zerovalenti
Non hanno argomenti, possono stare da soli — piove

Verbi monovalenti
Hanno un soggetto — Mario **corre**

Verbi bivalenti
Hanno due argomenti — Luca **mangia** la mela

Verbi trivalenti
Hanno tre argomenti — Maria **presta** la penna a Giorgio

Verbi quadrivalenti
Hanno quattro argomenti — Rita **traduce** il libro dal tedesco al francese

Antonio Milanese – Produrre le frasi

Alcuni verbi da utilizzare, divisi per valenza

Zerovalenti	Monovalenti	Bivalenti	Trivalenti	Tetravalenti
Piovere	Sbadigliare	Creare	Dire	Tradurre
Nevicare	Tossire	Costruire	Raccontare	Trasportare
Grandinare	Russare	Restaurare	Riferire	Trasferire
	Nascere	Distruggere	Affidare	
	Morire	Produrre	Dare	
	Splendere	Consumare	Donare	
	Brillare	Accendere	Regalare	
	Scoppiare	Spegnere	Prestare	
	Abbaiare	Lodare	Inviare	
	Miagolare	Insultare	Mandare	
	Starnutire	Amare	Spedire	
	Tremare	Odiare		
		Ferire		
		Curare		
		Seguire		

Avrete notato che:

- I verbi **zerovalenti** sono spesso riferiti a eventi meteorologici
- I verbi **monovalenti** sono generalmente intransitivi
- I verbi **bivalenti** sono i più frequenti e sono transitivi
- I verbi **trivalenti** implicano un trasferimento materiale o figurato
- I verbi **tetravalenti** implicano uno spostamento da un punto a un altro

Antonio Milanese – Produrre le frasi

Alcuni approcci riabilitativi

Metodo	Autore	Aspetto centrale	Progressione
SPPA	Nancy Helm-Estabrooks	Completamento di una storia	Imperativa intransitiva Imperativa transitiva Wh-interrogativa (chi/cosa) Wh-interrogativa (dove/quando) Dichiarativa transitiva Dichiarativa intransitiva Comparativa Domanda sì/no
Mapping Therapy	Schwartz	Identificare i ruoli tematici del verbo	Verbi a valenza sempre crescente
Basso	Basso	Scegliere un verbo e imparare a coniugarlo, poi passare alle frasi	Scelta del verbo Coniugazione delle persone Coniugazione dei tempi presente, passato e futuro Completamento di frasi suggerite dal terapista
Scola	Scola	Lavoro su coppie di verbi opposti	Frasi S-V Frasi S-Vt-O Frasi S-Vt-O-C Concordanza di genere e numero Preposizioni nel sintagma preposizionale Accordo soggetto verbo

Antonio Milanese – Produrre le frasi

MATERIALI

Approccio classico

- ✓ Da verbi monovalenti a trivalenti, in ordine
- ✓ Partire con l'individuazione del soggetto/verbo/tema
- ✓ Proseguire con giudizio di grammaticalità
- ✓ Chiedere, infine, dei completamenti di frase
- ✓ Criterio per passare allo step successivo: solitamente 80% di risposte corrette nel set
- ✓ Non badare agli articoli, alle preposizioni e alle coniugazioni fin quando non diventano oggetto del trattamento

Autori che utilizzano questo approccio (con variazioni individuali): Scola (2009) e Bazzini (2012), Gilardone e Papagno (2021)

Frasi soggetto-verbo

Individua, evidenzia e dì **il verbo**

IL GATTO CORRE

L'UOMO SCRIVE

LA DONNA CANTA

IL RAGAZZO PULISCE

IL NONNO MANGIA

LA ZIA CAMMINA

IL CAMERIERE SERVE

L'AQUILA VOLA

IL CONIGLIO SALTA

LA CHITARRA SUONA

Frasi soggetto-verbo

Individua, evidenzia e dì **chi compie l'azione**

L'UCCELLO CANTA

LA GOCCIA CADE

LA FINESTRA SBATTE

LO ZIO FUMA

LO SCOIATTOLO MANGIA

IL POSTINO BUSSA

IL VENTO SOFFIA

LA RAGAZZA SALUTA

IL CORO CANTA

LA MAESTRA CORREGGE

Frasi soggetto-verbo

Completa la frase

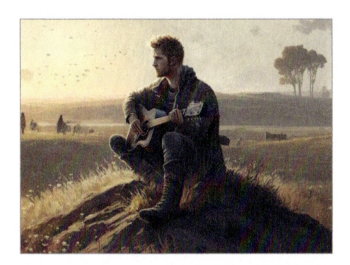

IL RAGAZZO ....

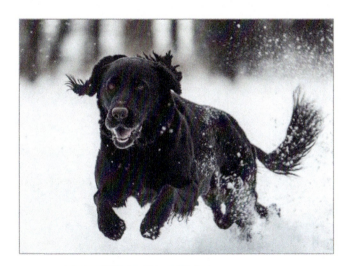

IL .... CORRE

Frasi soggetto-verbo

Completa la frase

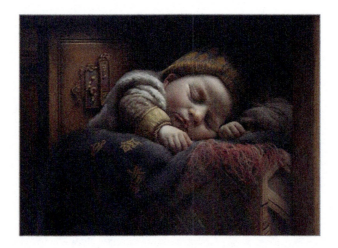

IL BAMBINO

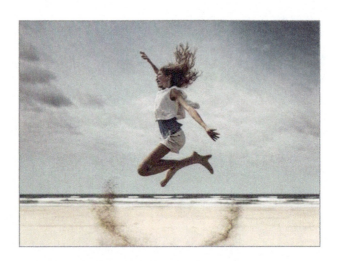

LA   SALTA

Antonio Milanese – Produrre le frasi

Frasi soggetto-verbo

Completa la frase

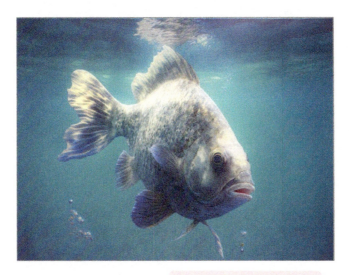

IL PESCE _____

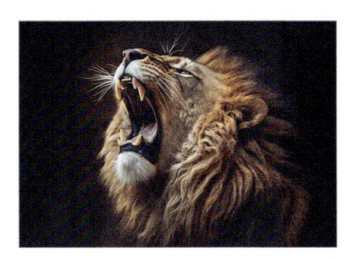

IL _____ SBADIGLIA

Frasi soggetto-verbo

Costruire la frase selezionando un soggetto e un verbo

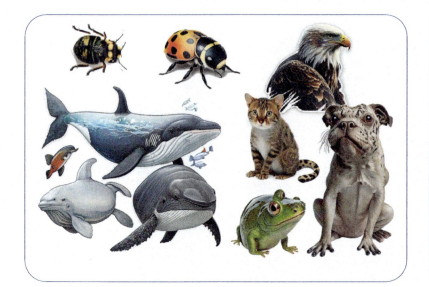

SALTA

CORRE

STRISCIA

NUOTA

VOLA

ESEMPIO: IL GATTO CORRE

1.

2.

3.

4.

5.

Antonio Milanese – Produrre le frasi

Frasi soggetto-verbo

Generazione di frasi

1. _____ CADE
2. _____ NUOTA
3. _____ RIDE
4. _____ VOLA
5. _____ SCENDE
6. _____ PIANGE
7. _____ MUORE
8. _____ SCRIVE
9. _____ FUGGE
10. _____ BALLA

Frasi soggetto-verbo

Generazione di frasi

1. IL PESCE
2. IL BAMBINO
3. IL GATTO
4. LA MATITA
5. IL TELEFONO
6. IL VENTO
7. IL CANE
8. LA SIGNORA
9. IL SERPENTE
10. L'AEREO

Antonio Milanese – Produrre le frasi

Frasi soggetto-verbo-oggetto

Individua, evidenzia e dì **il verbo**

IL PITTORE RESTAURA IL QUADRO

IL PRESIDE CHIAMA L'ALUNNO

IL NEGOZIANTE VENDE LA MERCE

LA SIGNORA MANGIA L'ARANCIA

IL CANE INSEGUE IL GATTO

IL RAGAZZO CANTA LA CANZONE

IL CUOCO PREPARA IL RISOTTO

L'AVVOCATO SCRIVE UNA LETTERA

IL LUPO INSEGUE LA PREDA

LA PECORA BRUCA L'ERBA

Frasi soggetto-verbo-oggetto

Individua, evidenzia e dì **chi compie l'azione**

IL MAESTRO DIRIGE L'ORCHESTRA

LA DOTTORESSA VISITA IL PAZIENTE

IL GIORNALISTA INTERVISTA L'OSPITE

IL VETRAIO RIPARA LA FINESTRA

IL BARBIERE TAGLIA I CAPELLI

LA RAGAZZA CHIUDE LA FINESTRA

IL NONNO APRE IL FRIGORIFERO

IL NUOTATORE INDOSSA LA CUFFIA

IL BARISTA VERSA IL VINO

IL GABBIANO MANGIA IL PESCE

Antonio Milanese – Produrre le frasi

Frasi soggetto-verbo-oggetto

Individua, evidenzia e dì **chi è l'oggetto dell'azione**

IL GATTO BEVE IL LATTE

LA STILISTA DISEGNA UN VESTITO

IL PIZZAIOLO IMPASTA LA PIZZA

IL LEOPARDO INSEGUE LA PREDA

IL PORTIERE PARA IL RIGORE

L'ELETTRICISTA RIPARA L'IMPIANTO

LA CHITARRISTA SUONA UNA CANZONE

IL MAGO LANCIA L'INCANTESIMO

LA RAGAZZA ASPETTA L'AUTOBUS

IL GIORNALISTA SCRIVE L'ARTICOLO

Frasi soggetto-oggetto-verbo

Completa la frase

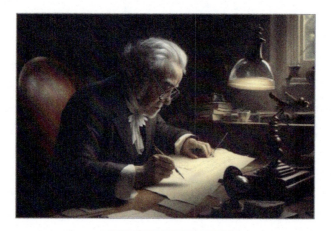

L'AVVOCATO _____ UNA LETTERA

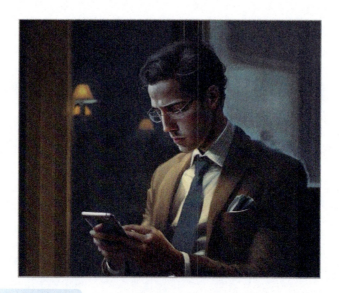

_____ GUARDA IL TELEFONO

Antonio Milanese – Produrre le frasi

Frasi soggetto-oggetto-verbo

Completa la frase

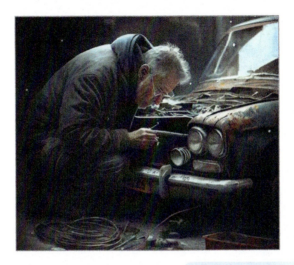

L'UOMO RIPARA _____

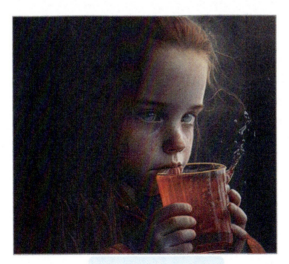

LA BIMBA _____ L'ACQUA

Antonio Milanese – Produrre le frasi

Frasi soggetto-oggetto-verbo

Completa la frase

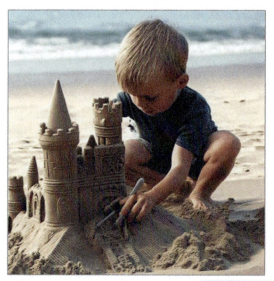

IL BAMBINO COSTRUISCE

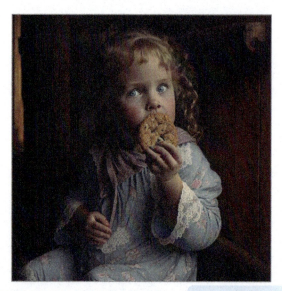

LA BIMBA MANGIA

Frasi soggetto-verbo-oggetto

Generazione di frasi: inserisci un verbo

1. LO STUDENTE   IL LIBRO

2. IL CUOCO   LE CIPOLLE

3. IL GATTO   IL TOPO

4. IL PILOTA   LA MACCHINA

5. LA SIGNORA   LA PORTA

6. IL CAVALLO   L'OSTACOLO

7. IL PADRE   LA CAMICIA

8. L'ARTISTA   UNA CANZOINE

9. IL GUARDIANO   UN RUMORE

10. IL RAGAZZO   LA LUCE

Antonio Milanese – Produrre le frasi

Frasi soggetto-verbo-oggetto

Generazione di frasi: inserisci un oggetto

1. IL MECCANICO   RIPARA
2. IL POLIZIOTTO   ARRESTA
3. IL MEDICO   VISITA
4. IL REGISTA   DIRIGE
5. IL PRETE   CELEBRA
6. IL VIGILE   REGOLA
7. IL BARISTA   PREPARA
8. IL BIDELLO   PULISCE
9. L'ARCHITETTO   PROGETTA
10. IL PARRUCCHIERE   TAGLIA

Antonio Milanese – Produrre le frasi

Frasi soggetto-verbo-oggetto

Costruire la frase

UN UOMO	MANGIA	LA FINESTRA
IL BAMBINO	APRE	LA RADIO
IL NONNO	SPEGNE	LA PASTA
LA ZIA	ASCOLTA	LA TV
UN AMICO	PRENDE	UNA MELA
LA RAGAZZA	GUARDA	LA MUSICA

ESEMPIO: LA ZIA MANGIA UNA MELA

1.
2.
3.
4.
5.

Antonio Milanese – Produrre le frasi

Completa la frase

Scegli l'alternativa corretta

MARIA _____ UNA STORIA AI FIGLI

| PRESTA | RACCOGLIE | RACCONTA |

IL NONNO REGALA LE CARAMELLE _____

| ALLA STATUA | AI NIPOTI | AI PIEDI |

IL SIGNORE _____ LA PENNA AL COLLEGA

| PRESTA | SCRIVE | CHIAMA |

Antonio Milanese – Produrre le frasi

Completa la frase

Scegli l'alternativa corretta

PRIMA DI USCIRE, PRENDI IL _____

- DIVANO
- PORTAFOGLI
- MEDICINALI

STA PER INIZIARE LA PARTITA, _____ LA TV

- COPRI
- VENDI
- ACCENDI

IL MECCANICO HA RIPARATO _____ IERI SERA

- IL TELEFONO
- IL CACCIAVITE
- LA MACCHINA

Antonio Milanese – Produrre le frasi

Completa la frase

Scegli l'alternativa corretta

NON VEDO BENE, DEVO PULIRE _____

GLI OCCHIALI I CAPELLI I SOLDI

NON _____ DALLA BOTTIGLIA, C'È IL BICCHIERE

MANGIARE BERE CORRERE

_____ TIENE IL CANE AL GUINZAGLIO

IL GATTO IL NONNO I VICINI

Antonio Milanese – Produrre le frasi

Completa la frase

Scegli l'alternativa corretta

QUANDO ESCI, _____ LA PORTA!

CHIUDI   TAGLIA   SCRIVI

FINALMENTE OGGI POSSO _____ UN LIBRO!

GRIDARE   CHIAMARE   LEGGERE

CI VEDIAMO ALLE 7. NON _____ IN RITARDO!

LAVORARE   ARRIVARE   DORMIRE

Antonio Milanese – Produrre le frasi

Completa la frase

Scegli l'alternativa corretta

NON _____ LE CHIAVI

| TROVO | NASCONO | MANGIO |

D'ESTATE MI _____ SEMPRE PRESTO

| SCRIVO | SVEGLIO | COMPRO |

DOVRÒ _____ LA CENA!

| SALTARE | CANTARE | SOSTARE |

Antonio Milanese – Produrre le frasi

Metti in ordine la frase

LA CHITARRA   QUEL RAGAZZO   SUONA

I CAPELLI   IL BARBIERE   TAGLIA

LA RAGAZZA   LA TV   GUARDA

STIRA   IL RAGAZZO   LA CAMICIA

Antonio Milanese – Produrre le frasi

Metti in ordine la frase

LA SPESA   HA FATTO   LA VICINA

IL BUS   LO STUDENTE   ASPETTA

IL CANTANTE   L'INTERVISTA   RILASCIA

IO   UN OMBRELLO   HO COMPRATO

Antonio Milanese – Produrre le frasi

Metti in ordine la frase

DELL'AEREO   HO COMPRATO   IL BIGLIETTO

PIEGA   LA CAMICIA   IL COMMESSO

IL FESTEGGIATO   SULLE CANDELINE   SOFFIA

TU   I PIATTI   HAI LAVATO

Antonio Milanese – Produrre le frasi

Metti in ordine la frase

VA   A ROMA   IL TRENO   DA TORINO

LO ZIO   UN PACCO   SPEDISCE   A UN AMICO

AL NIPOTE   PRESTA   IL NONNO   UN LIBRO

UNA FIABA   LA ZIA   AI FIGLI   RACCONTA

Antonio Milanese – Produrre le frasi

Articoli

Giudizio di grammaticalità: quali sono corrette?

IL MECCANICO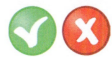

IL SEDIA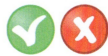

LA PORTA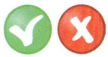

LA LIBRO

IL FINESTRA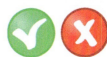

IL PIATTO

LA FORCHETTA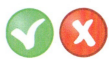

IL CUCCHIAIO

LA QUADRO

IL LATTINA

Antonio Milanese – Produrre le frasi

Articoli

Giudizio di grammaticalità: quali sono corrette?

LA FORNO ✅ ❌

LA PANTALONE ✅ ❌

IL COMPUTER ✅ ❌

LA LIBRO ✅ ❌

IL POSTER ✅ ❌

IL MANIGLIA ✅ ❌

IL CAPPELLO ✅ ❌

LA GIACCA ✅ ❌

IL GUANTO ✅ ❌

LA CALZINO ✅ ❌

Antonio Milanese – Produrre le frasi

Articoli

Giudizio di grammaticalità: quali sono corrette?

IL CHIAVI

LE PANTOFOLA

LO OCCHIALI

LA CAPELLI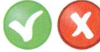

I PANTALONI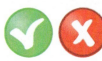

LE MACCHINE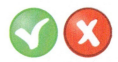

I GUANTI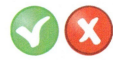

I ORECCHINI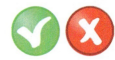

LA STRADE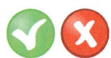

IL LUCI

Antonio Milanese – Produrre le frasi

Articoli

Giudizio di grammaticalità: quali sono corrette?

LA COLLINE ✓ ✗

LE MORE ✓ ✗

I DISCHI ✓ ✗

LA MELE ✓ ✗

I FIGLI ✓ ✗

LE FOTO ✓ ✗

IL RICORDI ✓ ✗

LA CHIESE ✓ ✗

IL SCALINI ✓ ✗

GLI OCCHI ✓ ✗

Antonio Milanese – Produrre le frasi

Articoli

Completa con l'articolo corretto

IL   LO   LA

- ___ GIRAFFA
- ___ CAVALLO
- ___ SCOIATTOLO
- ___ DELFINO
- ___ TOPO
- ___ CAPRA
- ___ STAMBECCO
- ___ GATTO
- ___ FACOCERO

Antonio Milanese – Produrre le frasi

Articoli

Completa con l'articolo corretto

IL LO LA

☐ SQUALO

☐ FAGIANO

☐ CICOGNA

☐ TONNO

☐ SCIMPANZÉ

☐ STRUZZO

☐ PINGUINO

☐ SERPENTE

☐ TROTA

Antonio Milanese – Produrre le frasi

Articoli

Completa con l'articolo corretto

IL LO LA

- SALMONE
- SPAGO
- SCALA
- SUGO
- SPADA
- STANZA
- SCONTO
- PORTO
- SPAZIO

Antonio Milanese – Produrre le frasi

Articoli

Completa con l'articolo corretto

IL   LO   LA

- PADELLA
- PORTA
- POLLO
- PIUMA
- PIANETA
- TEMA
- MATITA
- PROBLEMA
- LEGNO

Antonio Milanese – Produrre le frasi

Articoli

Completa con l'articolo corretto

IL   GLI

☐ OCCHI

☐ PANINO

☐ ARTISTI

☐ ANIMALI

☐ LUPO

☐ FARO

☐ CANTIERE

☐ ESAMI

☐ TRENO

Articoli

Completa con l'articolo corretto

LE   GLI

☐ COZZE

☐ UFFICI

☐ PIANTE

☐ OCCHIALI

☐ ARTISTI

☐ CANZONI

☐ CASTAGNE

☐ CANZONI

☐ NUVOLE

Articoli

Completa con l'articolo corretto

IL   LA   GLI   LE

- ___ RUSSIA
- ___ STATI UNITI
- ___ MALDIVE
- ___ BRASILE
- ___ GRECIA
- ___ COLOMBIA
- ___ CANADA
- ___ CANARIE
- ___ SUD AFRICA

Antonio Milanese – Produrre le frasi

Articoli

Completa con l'articolo corretto

IL   LA   I   GLI   LE

- ☐ VIOLINO
- ☐ CHITARRA
- ☐ PIATTI
- ☐ FLAUTO
- ☐ VOCE
- ☐ TENORE
- ☐ CLARINETTO
- ☐ ARCHI
- ☐ VIOLE

Antonio Milanese – Produrre le frasi

Articoli

Completa con l'articolo corretto

IL   LA   I   GLI   LE

- POSTINO
- DOTTORESSA
- IMPIEGATE
- INFERMIERI
- CARABINIERI
- GIARDINIERE
- COMMESSA
- BENZINAIO
- BIDELLI

Antonio Milanese – Produrre le frasi

Preposizioni

Giudizio di grammaticalità: quali sono corrette?

VADO A VEDERE LA PARTITA CON LUCA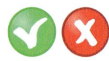

HO APPENA VISTO LA CASA SU TUO ZIO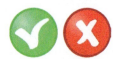

HO MESSO I VESTITI TRA L'ARMADIO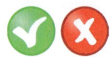

AMO IL POLLO CON LE PATATE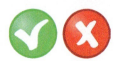

LA TORTA È COL DAVANZALE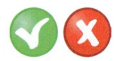

DEVO COMPRARE UN REGALO A FLAVIA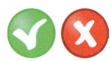

QUESTO È IL SACCHETTO PER L'UMIDO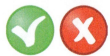

HO COMPRATO IL CELLULARE SUI PUNTI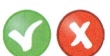

SONO PARTITO DA CASA MOLTO PRESTO

SONO ARRIVATO PER SCUOLA MOLTO TARDI

Antonio Milanese – Produrre le frasi

Preposizioni

Giudizio di grammaticalità: quali sono corrette?

GLI UCCELLI CANTANO SUGLI ALBERI

HO COMPRATO UNA LOZIONE PER I CAPELLI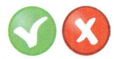

HO VISTO UN DOCUMENTARIO DEI GATTI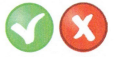

LE CARAMELLE SONO PER I BAMBINI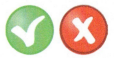

HA LANCIATO IL LIBRO ALLA FINESTRA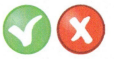

È APPENA ARRIVATO ED È L'ULTIMO ALLA FILA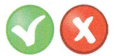

HO CERCATO TRA I VESTITI, MA NON C'È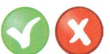

DOVRESTI PROVARE TRA UN PO' DI PEPE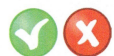

HO PORTATO IL CANE A FARE UN GIRO

MI PIACE PRENDERE IL SOLE COL BALCONE

Antonio Milanese – Produrre le frasi

Preposizioni

Completa la frase

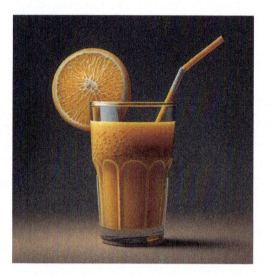

LA CANNUCCIA È ☐ BICCHIERE

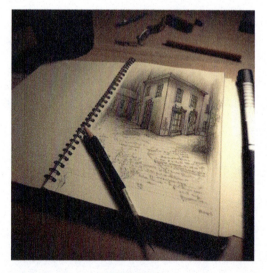

LA PENNA È ☐ QUADERNO

Preposizioni

Completa la frase

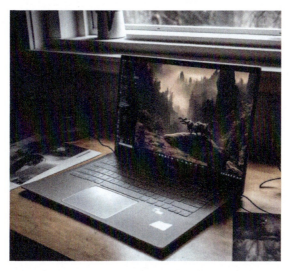

IL COMPUTER È TAVOLO

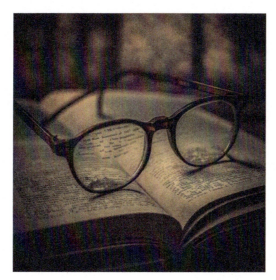

GLI OCCHIALI SONO LIBRO

Preposizioni

Rispondi alle domande

DOVE SI TROVA PARIGI? FRANCIA

DOVE HAI LASCIATO IL TELECOMANDO? DIVANO

COME TAGLI LA BISTECCA? COLTELLO

DOVE SI TROVA IL CANAL GRANDE? VENEZIA

DOVE TIENI LE CHIAVI? TASCA

QUANDO CADONO LE FOGLIE? AUTUNNO

DOVE SI TROVA LA BARCA? MARE

A CHE ORA ARRIVI? 20:00

COME VAI AL SUPERMERCATO? MACCHINA

COME FAI PULISCI IL PAVIMENTO? L'ASPIRAPOLVERE

Antonio Milanese – Produrre le frasi

Risposte brevi

Domande con **quando**

QUANDO SBOCCIANO I FIORI?

QUANDO TI FERMI AL SEMAFORO?

QUANDO FAI COLAZIONE?

QUANDO FAI L'ALBERO DI NATALE?

QUANDO CENI?

QUANDO FAI LA DOCCIA?

QUANDO VAI AL SUPERMERCATO?

QUANDO CADONO LE FOGLIE?

QUANDO SI PRENDE LA PATENTE?

Antonio Milanese – Produrre le frasi

Risposte brevi

Domande con **come**

COME SI TAGLIA LA PIZZA?

COME VAI IN BANCA?

COME CHIAMI UN AMICO?

COME FAI IL CAFFÈ?

COME PULISCI LE FINESTRE?

COME MANGI IL SUSHI?

COME STIRI I VESTITI?

COME CAMBI CANALE?

COME TI MUOVI IN CITTÀ?

Risposte brevi

Domande con **dove**

DOVE SI TROVA BARCELLONA?

DOVE SI TROVA IL COLOSSEO?

DOVE SI TROVANO LE PIRAMIDI?

DOVE SI TROVA NEW YORK?

DOVE SI TROVA IL GIAPPONE?

DOVE SI TROVA LA DOCCIA?

DOVE SI TROVA LA LUNA?

DOVE SI TROVA L'ITALIA?

DOVE SI TROVA IL BIG BEN?

MATERIALI

Dalla struttura alla frase

- ✓ Individuare una struttura frasale molto utilizzata
- ✓ Mostrare visivamente come costruire la frase
- ✓ Far costruire delle frasi utilizzando il riferimento
- ✓ Chiedere di produrre frasi con quella struttura senza il riferimento

Antonio Milanese – Produrre le frasi

Struttura frasale: descrivere

Struttura: c'è/ci sono + sostantivo (+ complemento)

C'È / CI SONO	UN CANE / IL PANE / L'ACQUA / IL VINO / IL LATTE / LE CHIAVI / GLI OCCHIALI	IN CASA / SUL TAVOLO / NEL FORNO / IN FRIGO / SUL LETTO / SUL DIVANO / IN CANTINA

1.
2.
3.

Antonio Milanese – Produrre le frasi

Struttura frasale: raccontare

Struttura: tempo + soggetto + verbo (+ complemento)

IERI	IO	HO INCONTRATO	IL BUS
OGGI		SONO ANDATO	AL CINEMA
SABATO		HO MANGIATO	LA PIZZA
DOMENICA		HO PRESO	LA RADIO
		HO VISTO	LA PASTA
			LA TV
			UNA MELA
			UN AMICO

1.
2.
3.

training cognitivo — Antonio Milanese – Produrre le frasi

Struttura frasale: negare

Struttura: tempo + soggetto + non + verbo (+ complemento/avverbio)

Soggetto		Verbo	Complemento/Avverbio
MIA MOGLIE		MANGIA	POCO
MIO MARITO		SENTE	MOLTO
MIA FIGLIA	NON	GUIDA	NIENTE
MARCO		DORME	PANE
MIO FIGLIO		BEVE	A CASA
IL MIO AMICO		LAVORA	ALCOLICI
			UNA MELA
			BENE

1.

2.

3.

Antonio Milanese – Produrre le frasi

Frasi particolari: modali

Struttura: soggetto + sapere/volere/potere/dovere (+ complemento)

MIA MOGLIE		SCIARE
MIO MARITO	SA	CANTARE
MIA FIGLIA	VUOLE	LAVORARE
MARCO	(NON)	ANDARE VIA
MIO FIGLIO	PUÒ	DORMIRE
IL MIO AMICO	DEVE	CUCINARE
		SCRIVERE
		CUCIRE

1.
2.
3.

Antonio Milanese – Produrre le frasi

MATERIALI

Frasi e semantica: similitudini e differenze

- ✓ Chiedere di denominare i due oggetti
- ✓ Chiedere di spiegare gli aspetti in comune
- ✓ Chiedere di spiegare le differenze
- ✓ (opzionale) chiedere ulteriori informazioni su questi oggetti, ad esempio ricordi personali associati

Antonio Milanese – Produrre le frasi

Frasi e semantica: similitudini

Scrivi che cosa hanno in comune e di diverso

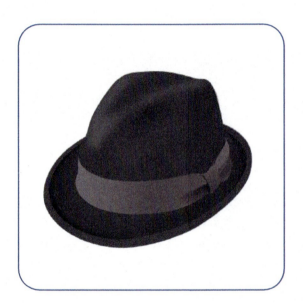 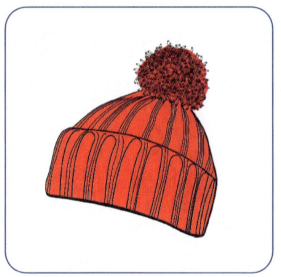

CHE COSA HANNO **IN COMUNE**?

ENTRAMBI SERVONO…

_____

CHE COSA HANNO **DI DIVERSO**?

UNO…

L'ALTRO…

Antonio Milanese – Produrre le frasi

Frasi e semantica: similitudini

Scrivi che cosa hanno in comune e di diverso

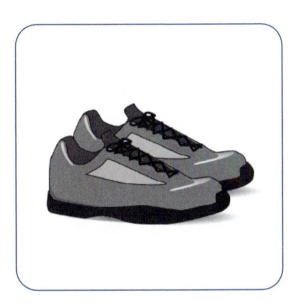 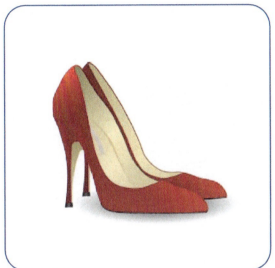

CHE COSA HANNO **IN COMUNE**?

_____
_____

CHE COSA HANNO **DI DIVERSO**?

_____
_____

Antonio Milanese – Produrre le frasi

Frasi e semantica: similitudini

Scrivi che cosa hanno in comune e di diverso

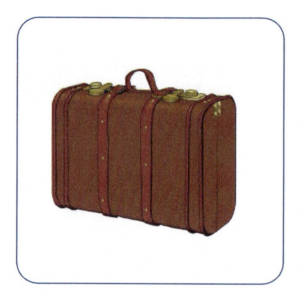 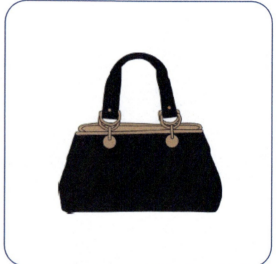

CHE COSA HANNO **IN COMUNE**?

_____

_____

CHE COSA HANNO **DI DIVERSO**?

_____

_____

Frasi e semantica: similitudini

Scrivi che cosa hanno in comune e di diverso

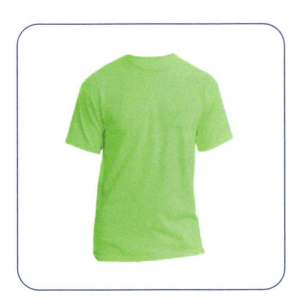 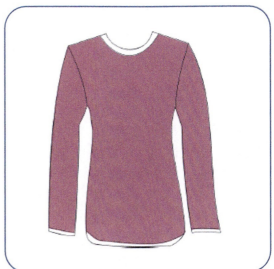

CHE COSA HANNO **IN COMUNE**?

_____

_____

CHE COSA HANNO **DI DIVERSO**?

_____

_____

Antonio Milanese – Produrre le frasi

Frasi e semantica: similitudini

Scrivi che cosa hanno in comune e di diverso

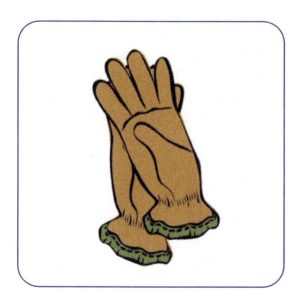 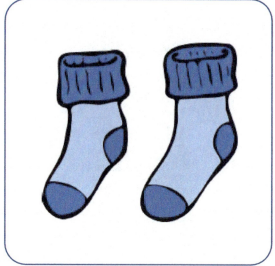

CHE COSA HANNO **IN COMUNE**?

_____
_____

CHE COSA HANNO **DI DIVERSO**?

_____
_____

Antonio Milanese – Produrre le frasi

Frasi e semantica: similitudini

Scrivi che cosa hanno in comune e di diverso

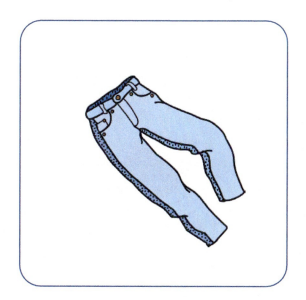 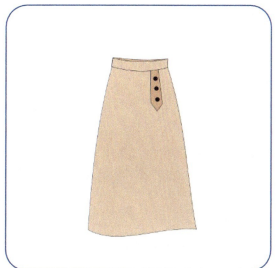

CHE COSA HANNO **IN COMUNE**?

_____

_____

CHE COSA HANNO **DI DIVERSO**?

_____

_____

Antonio Milanese – Produrre le frasi

Frasi e semantica: similitudini

Scrivi che cosa hanno in comune e di diverso

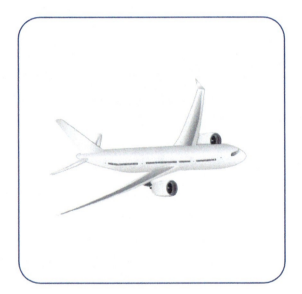 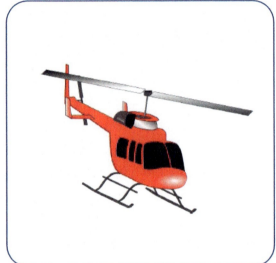

CHE COSA HANNO **IN COMUNE**?

_____

_____

CHE COSA HANNO **DI DIVERSO**?

_____

_____

_____

Frasi e semantica: similitudini

Scrivi che cosa hanno in comune e di diverso

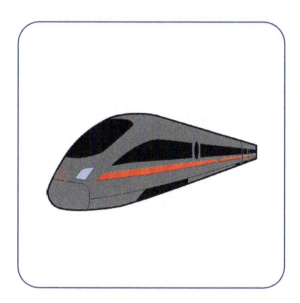 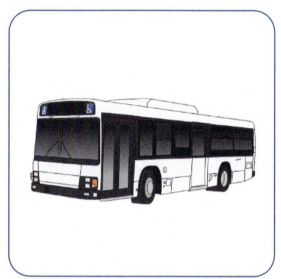

CHE COSA HANNO **IN COMUNE**?

_____

_____

CHE COSA HANNO **DI DIVERSO**?

_____

_____

Antonio Milanese – Produrre le frasi

Frasi e semantica: similitudini

Scrivi che cosa hanno in comune e di diverso

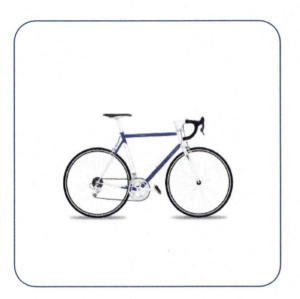 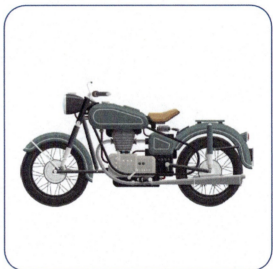

CHE COSA HANNO **IN COMUNE**?

_____

_____

CHE COSA HANNO **DI DIVERSO**?

_____

_____

Frasi e semantica: similitudini

Scrivi che cosa hanno in comune e di diverso

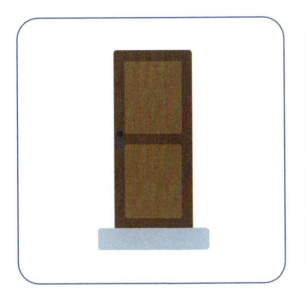 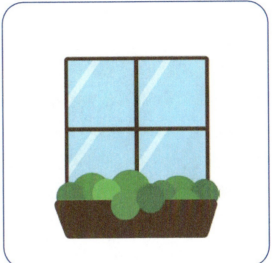

CHE COSA HANNO **IN COMUNE**?

_____
_____

CHE COSA HANNO **DI DIVERSO**?

_____
_____

Antonio Milanese – Produrre le frasi

Frasi e semantica: similitudini

Scrivi che cosa hanno in comune e di diverso

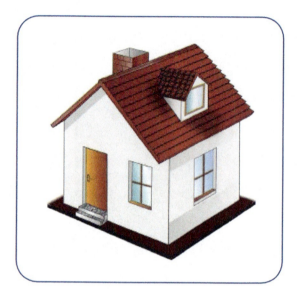 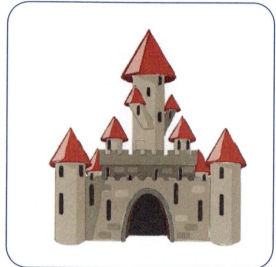

CHE COSA HANNO **IN COMUNE**?

_____
_____

CHE COSA HANNO **DI DIVERSO**?

_____
_____

Antonio Milanese – Produrre le frasi

Frasi e semantica: similitudini

Scrivi che cosa hanno in comune e di diverso

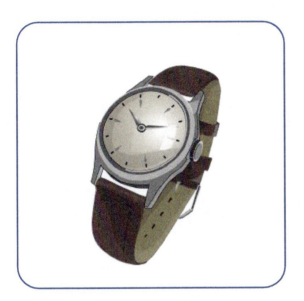 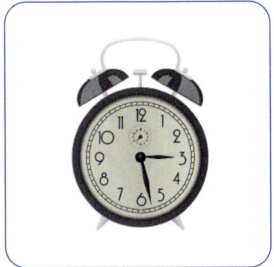

CHE COSA HANNO **IN COMUNE**?

_____

_____

CHE COSA HANNO **DI DIVERSO**?

_____

_____

Frasi e semantica: similitudini

Scrivi che cosa hanno in comune e di diverso

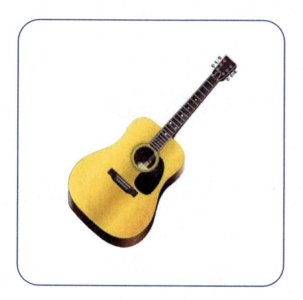 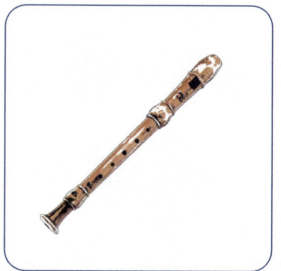

CHE COSA HANNO **IN COMUNE**?

_____
_____

CHE COSA HANNO **DI DIVERSO**?

_____
_____

Antonio Milanese – Produrre le frasi

Frasi e semantica: similitudini

Scrivi che cosa hanno in comune e di diverso

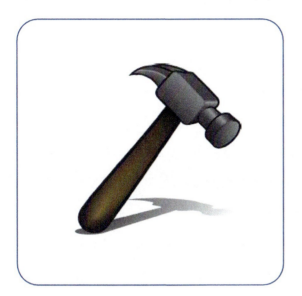 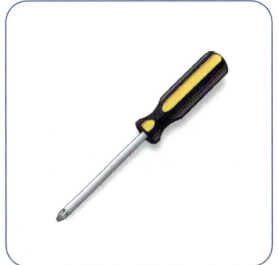

CHE COSA HANNO **IN COMUNE**?

_____
_____

CHE COSA HANNO **DI DIVERSO**?

_____
_____

Frasi e semantica: similitudini

Scrivi che cosa hanno in comune e di diverso

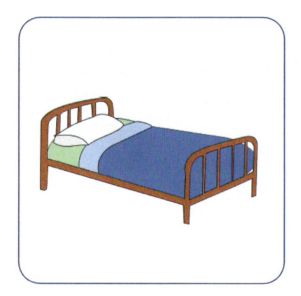 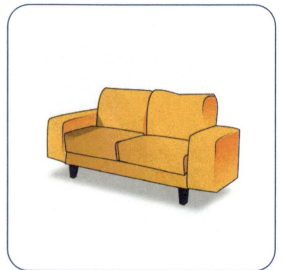

CHE COSA HANNO **IN COMUNE**?

_____

_____

CHE COSA HANNO **DI DIVERSO**?

_____

_____

Frasi e semantica: similitudini

Scrivi che cosa hanno in comune e di diverso

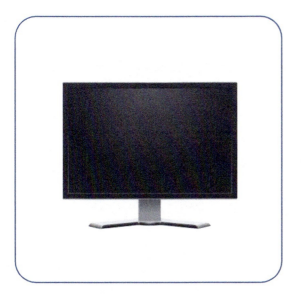 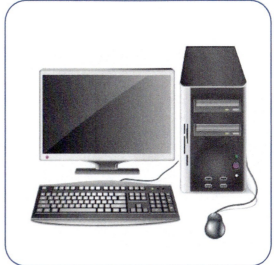

CHE COSA HANNO **IN COMUNE**?

_____
_____

CHE COSA HANNO **DI DIVERSO**?

_____
_____

Frasi e semantica: similitudini

Scrivi che cosa hanno in comune e di diverso

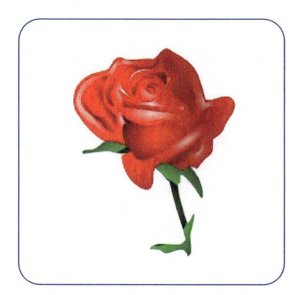 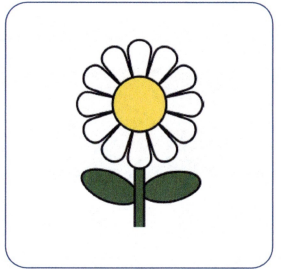

CHE COSA HANNO **IN COMUNE**?

_____

_____

CHE COSA HANNO **DI DIVERSO**?

_____

_____

Antonio Milanese – Produrre le frasi

Frasi e semantica: similitudini

Scrivi che cosa hanno in comune e di diverso

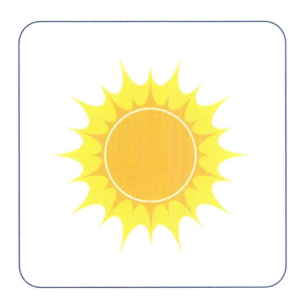 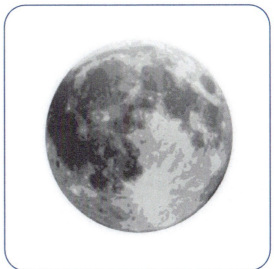

CHE COSA HANNO **IN COMUNE**?

_____

_____

CHE COSA HANNO **DI DIVERSO**?

_____

_____

Antonio Milanese – Produrre le frasi

Frasi e semantica: similitudini

Scrivi che cosa hanno in comune e di diverso

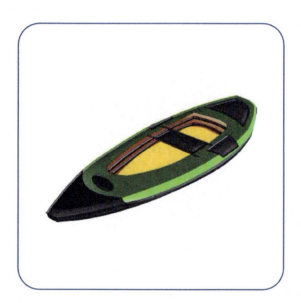 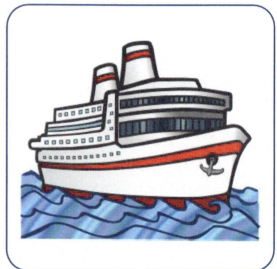

CHE COSA HANNO **IN COMUNE**?

_____

_____

CHE COSA HANNO **DI DIVERSO**?

_____

_____

Antonio Milanese – Produrre le frasi

Frasi e semantica: similitudini

Scrivi che cosa hanno in comune e di diverso

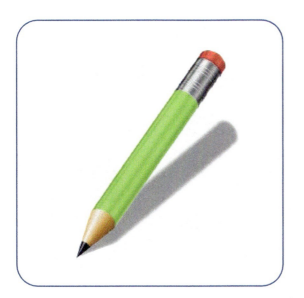 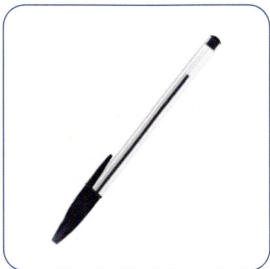

CHE COSA HANNO IN COMUNE?

_____

_____

CHE COSA HANNO DI DIVERSO?

_____

_____

Antonio Milanese – Produrre le frasi

Frasi e semantica: similitudini

Scrivi che cosa hanno in comune e di diverso

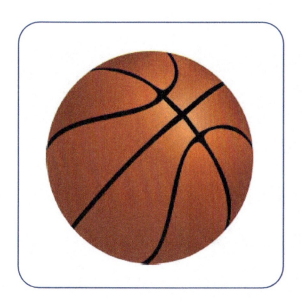 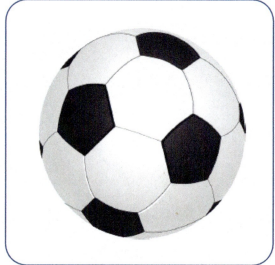

CHE COSA HANNO **IN COMUNE**?

_____
_____

CHE COSA HANNO **DI DIVERSO**?

_____
_____

Frasi e semantica: similitudini

Scrivi che cosa hanno in comune e di diverso

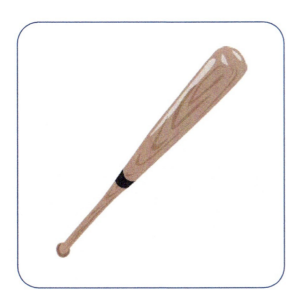 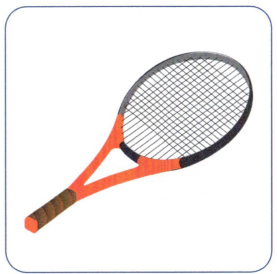

CHE COSA HANNO **IN COMUNE**?

_____

_____

CHE COSA HANNO **DI DIVERSO**?

_____

_____

Antonio Milanese – Produrre le frasi

Frasi e semantica: similitudini

Scrivi che cosa hanno in comune e di diverso

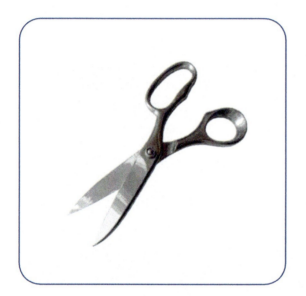 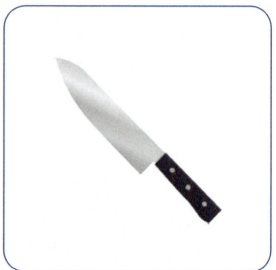

CHE COSA HANNO **IN COMUNE**?

_____

_____

CHE COSA HANNO **DI DIVERSO**?

_____

_____

_____

Antonio Milanese – Produrre le frasi

Frasi e semantica: similitudini

Scrivi che cosa hanno in comune e di diverso

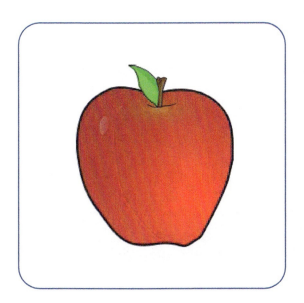 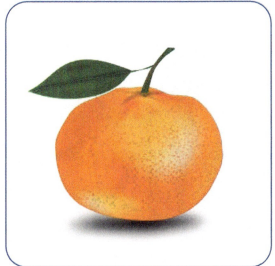

CHE COSA HANNO **IN COMUNE**?

_____
_____

CHE COSA HANNO **DI DIVERSO**?

_____
_____

Frasi e semantica: similitudini

Scrivi che cosa hanno in comune e di diverso

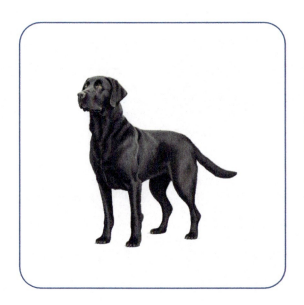 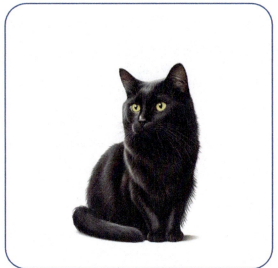

CHE COSA HANNO **IN COMUNE**?

_____
_____

CHE COSA HANNO **DI DIVERSO**?

_____
_____

Antonio Milanese – Produrre le frasi

Frasi e semantica: similitudini

Scrivi che cosa hanno in comune e di diverso

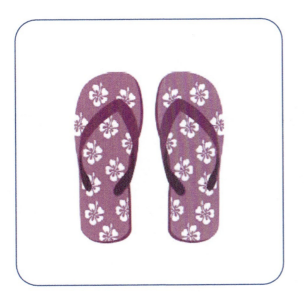 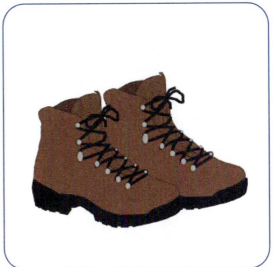

CHE COSA HANNO **IN COMUNE**?

_____
_____

CHE COSA HANNO **DI DIVERSO**?

_____
_____

Antonio Milanese – Produrre le frasi

Frasi e semantica: similitudini

Scrivi che cosa hanno in comune e di diverso

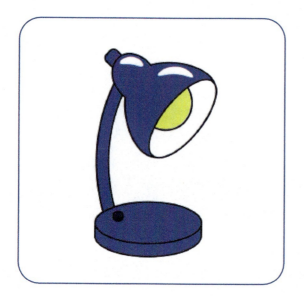 

CHE COSA HANNO IN COMUNE?

_____

_____

CHE COSA HANNO DI DIVERSO?

_____

_____

Antonio Milanese – Produrre le frasi

Frasi e semantica: similitudini

Scrivi che cosa hanno in comune e di diverso

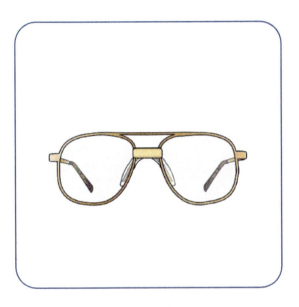 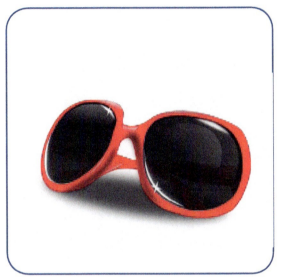

CHE COSA HANNO **IN COMUNE**?

_____
_____

CHE COSA HANNO **DI DIVERSO**?

_____
_____

Frasi e semantica: similitudini

Scrivi che cosa hanno in comune e di diverso

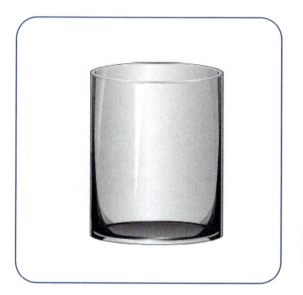 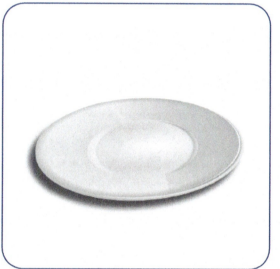

CHE COSA HANNO **IN COMUNE**?

CHE COSA HANNO **DI DIVERSO**?

Antonio Milanese – Produrre le frasi

Frasi e semantica: similitudini

Scrivi che cosa hanno in comune e di diverso

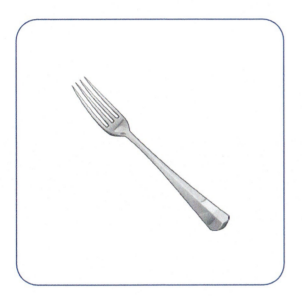 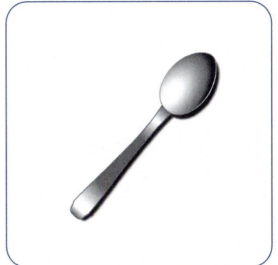

CHE COSA HANNO **IN COMUNE**?

_____
_____

CHE COSA HANNO **DI DIVERSO**?

_____
_____

Antonio Milanese – Produrre le frasi

MATERIALI

Frasi e semantica: a che cosa serve

✓ Scegliere un oggetto tra quelli mostrati

✓ Chiedere a che cosa serve

✓ (opzionale) chiedere ulteriori informazioni su questi oggetti, ad esempio ricordi personali associati

Frasi e semantica: a cosa serve

Ritagliare queste tessere. Estrarre una tessera per volta e provare a dire a che cosa serve.

CHIAVE	TELESCOPIO	OROLOGIO
CUSCINO	FRIGORIFERO	TENDE
MARTELLO	MICROFONO	SEDIA
CANNUCCIA	SCALA	PROFUMO
PETTINE	TERMOMETRO	POSACENERE
SPUGNA	FORBICI	BASTONE
SPAZZOLINO	CUCCHIAIO	RUBINETTO
COLTELLO	PORTAFOGLI	CARRELLO

Antonio Milanese – Produrre le frasi

MATERIALI

Proverbi e modi di dire

- ✓ I proverbi e i modi di dire sono frasi standardizzate
- ✓ Possono essere utilizzati come base per un'attività più semplice come il completamento
- ✓ A partire dal completamento si può chiedere di spiegare il proverbio o il modo di dire

Proverbi: completamenti

Completa i seguenti proverbi

UNA MELA AL GIORNO TOGLIE IL MEDICO DI

COME TROVARE UN AGO IN UN

NON TUTTE LE CIAMBELLE RIESCONO COL

CHI LA DURA LA

ANCHE L'OCCHIO VUOLE LA SUA

A BUON INTENDITOR POCHE

AL CUOR NON SI

BUON SANGUE NON

Proverbi: completamenti

Completa i seguenti proverbi

CHI DI SPADA FERISCE, DI SPADA

CHI FA DA SÉ FA PER

CHI DORME NON PIGLIA

CHI HA IL PANE NON HA I

CHI SEMINA VENTO RACCOGLIE

CHI TROPPO VUOLE NULLA

CHI LA FA

CHI SI ACCONTENTA

Antonio Milanese – Produrre le frasi

Proverbi: completamenti

Completa i seguenti proverbi

CHI TACE

CHI TROVA UN AMICO TROVA UN

CHI VA CON LO ZOPPO IMPARA A

CIELO A PECORELLE PIOGGIA A

IL MATTINO HA L'ORO IN

IL PESCE PUZZA DALLA

IL RISO ABBONDA SULLA BOCCA DEGLI

IL TEMPO È

Proverbi: completamenti

Completa i seguenti proverbi

IL VINO BUONO È NELLA BOTTE

L'APPETITO VIEN

LA FRETTA È CATTIVA

LONTANO DAGLI OCCHI LONTANO DAL

MEGLIO SOLI CHE MALE

NON C'È DUE SENZA

OCCHIO NON VEDE, CUORE NON

OGNI PROMESSA È UN

Proverbi: completamenti

Completa i seguenti proverbi

PAESE CHE VAI, USANZA CHE

PIOVE SEMPRE SUL

MEGLIO UN UOVO OGGI CHE UNA GALLINA

ROSSO DI SERA, BEL TEMPO SI

SBAGLIANDO SI

TUTTO FUMO E NIENTE

TRA I DUE LITIGANTI IL TERZO

TUTTI I NODI VENGONO AL

Modi di dire

Prova a spiegare il significato di questi modi di dire

UNA RAGAZZA *ACQUA E SAPONE*

_____

_____

_____

_____

IERI SERA *HA ALZATO IL GOMITO*

_____

_____

_____

_____

Antonio Milanese – Produrre le frasi

Modi di dire

Prova a spiegare il significato di questi modi di dire

A OCCHIO E CROCE DIREI UN METRO

_____

_____

_____

_____

PER ME HA *LA CODA DI PAGLIA*

_____

_____

_____

_____

Modi di dire

Prova a spiegare il significato di questi modi di dire

HO GIÀ *L'ACQUOLINA IN BOCCA*

_____

_____

_____

_____

MARCO HA *LE MANI BUCATE*

_____

_____

_____

_____

Antonio Milanese – Produrre le frasi

Modi di dire

Prova a spiegare il significato di questi modi di dire

TU NON HAI *VOCE IN CAPITOLO!*

_____

_____

_____

_____

NON METTERMI *I BASTONI TRA LE RUOTE*

_____

_____

_____

_____

Modi di dire

Prova a spiegare il significato di questi modi di dire

STAVOLTA HO FATTO *UN BUCO NELL'ACQUA*

_____

_____

_____

_____

OGGI TI DO *CARTA BIANCA*

_____

_____

_____

_____

Modi di dire

Prova a spiegare il significato di questi modi di dire

L'HO VISTA ED È STATO UN *COLPO DI FULMINE*

_____
_____
_____

È ANDATO VIA CON *LA CODA TRA LE GAMBE*

_____
_____
_____

Modi di dire

Prova a spiegare il significato di questi modi di dire

SIAMO CADUTI *DALLA PADELLA ALLA BRACE*!

_____

_____

_____

_____

NON MI PIACE PERCHÉ *SI DÀ TANTE ARIE*

_____

_____

_____

_____

Modi di dire

Prova a spiegare il significato di questi modi di dire

IL TUO PIANO *FA ACQUA DA TUTTE LE PARTI*

_____

_____

_____

_____

È STATO *UN FULMINE A CIEL SERENO*!

_____

_____

_____

_____

Modi di dire

Prova a spiegare il significato di questi modi di dire

TI GIURO, NON SO PIÙ *CHE PESCI PRENDERE!*

_____
_____
_____

TU LO AMMIRI, MA PER ME È *UN PALLONE GONFIATO*

_____
_____
_____
_____

Antonio Milanese – Produrre le frasi

Modi di dire

Prova a spiegare il significato di questi modi di dire

SI MANGIA *QUEL CHE PASSA IL CONVENTO*

_____

_____

_____

_____

SPUTA IL ROSPO!

_____

_____

_____

_____

MATERIALI

Stimolare la conversazione

✓ Partire dall'attività presentata (descrizione di immagini o ipotesi)

✓ Sviluppare la conversazione a partire dalle frasi prodotte

Antonio Milanese – Produrre le frasi

Frasi e semantica: cosa faresti?

Scegli uno di questi argomenti. Cosa faresti in questa situazione?

HAI VINTO ALLA LOTTERIA
PUOI VIAGGIARE IN QUALUNQUE POSTO
PUOI VIAGGIARE NEL TEMPO
SEI IL PRESIDENTE DEL CONSIGLIO
PUOI SCEGLIERE UN QUALSIASI LAVORO
PUOI ESSERE IL CAMPIONE DEL TUO SPORT PREFERITO
SEI INVISIBILE
PUOI RECITARE CON QUALSIASI ATTORE O ATTRICE

Descrivi la scena

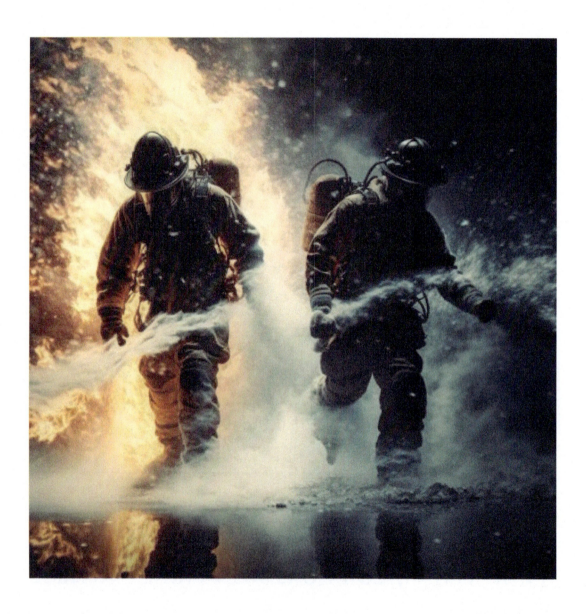

Descrivi la scena

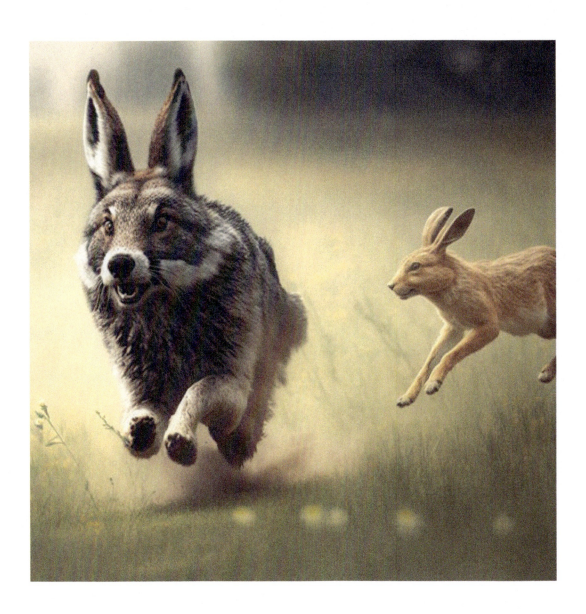

Descrivi la scena

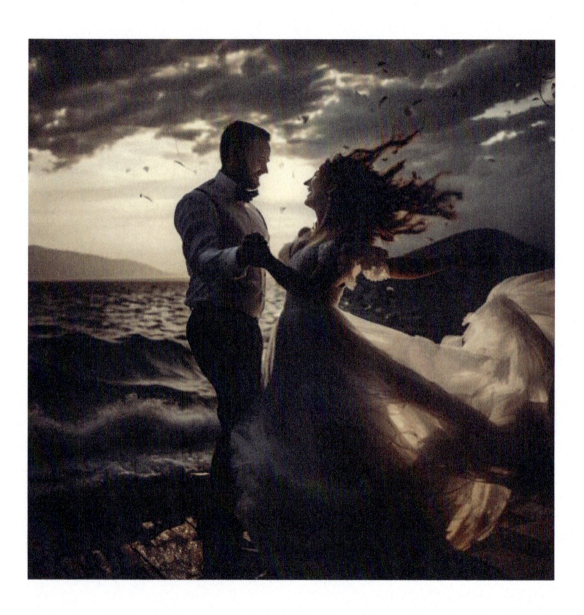

Antonio Milanese – Produrre le frasi

Descrivi la scena

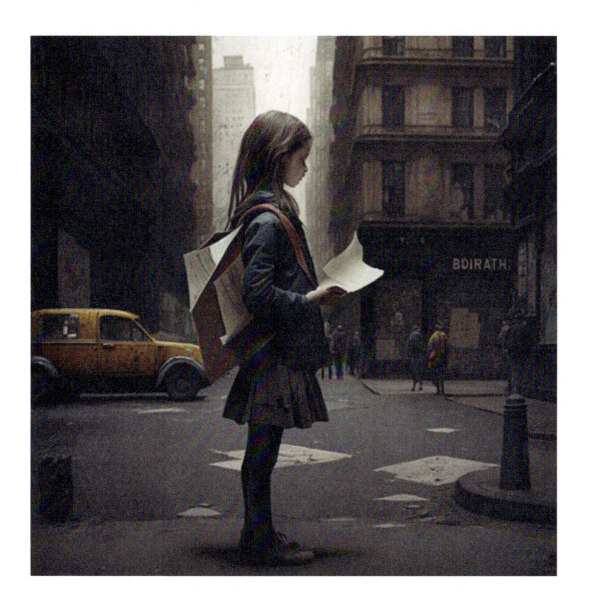

Descrivi la scena

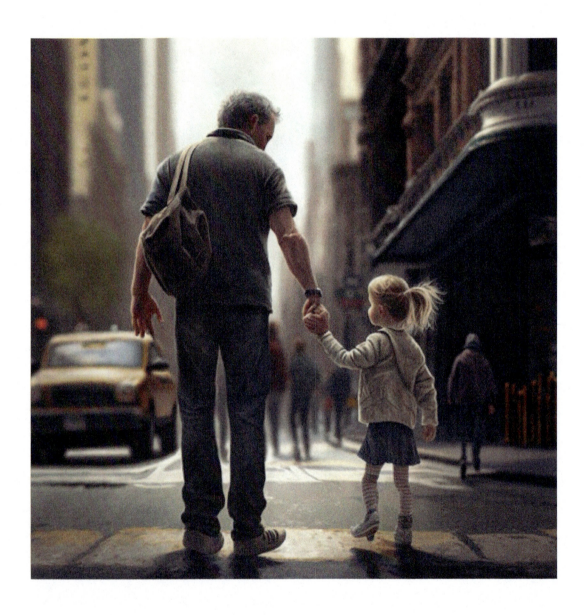

Antonio Milanese – Produrre le frasi

Descrivi la scena

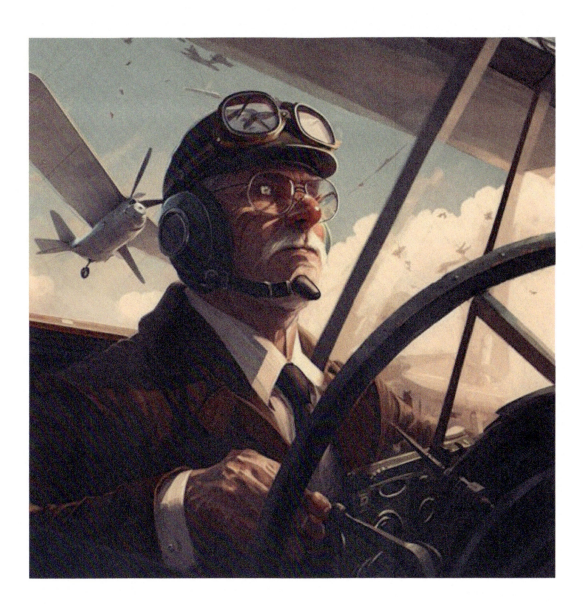

Descrivi la scena

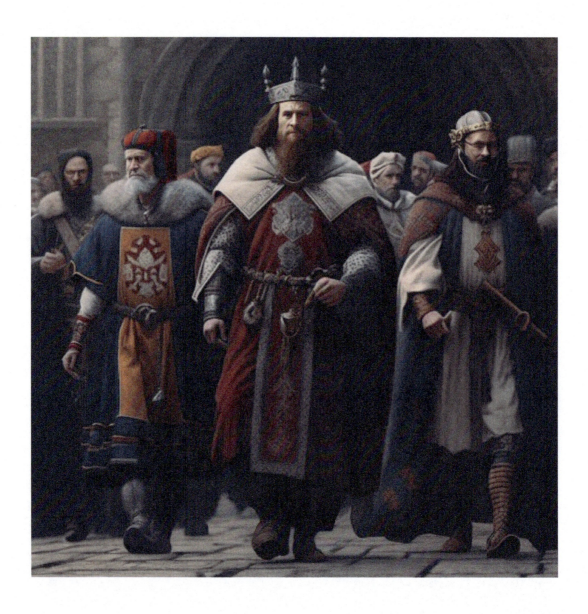

Antonio Milanese – Produrre le frasi

Descrivi la scena

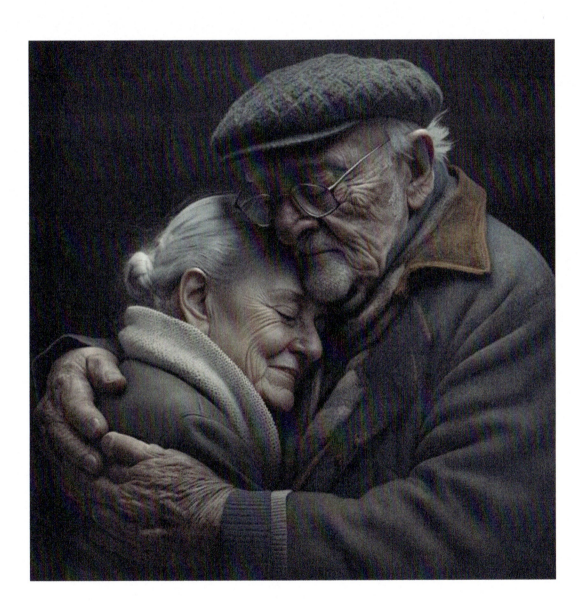

Descrivi la scena

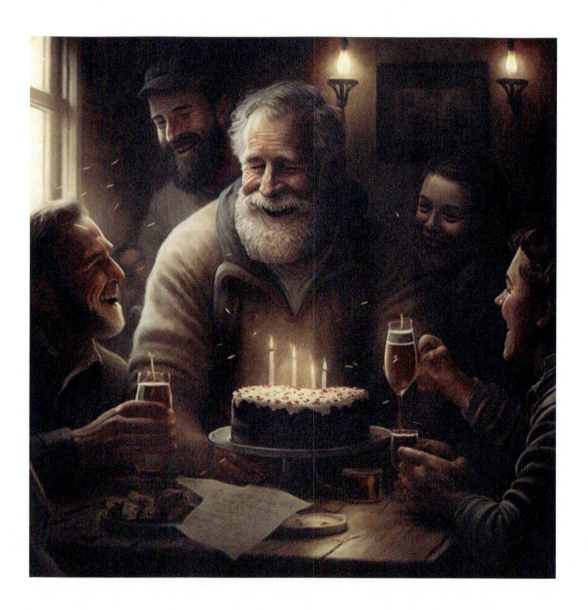

Descrivi la scena

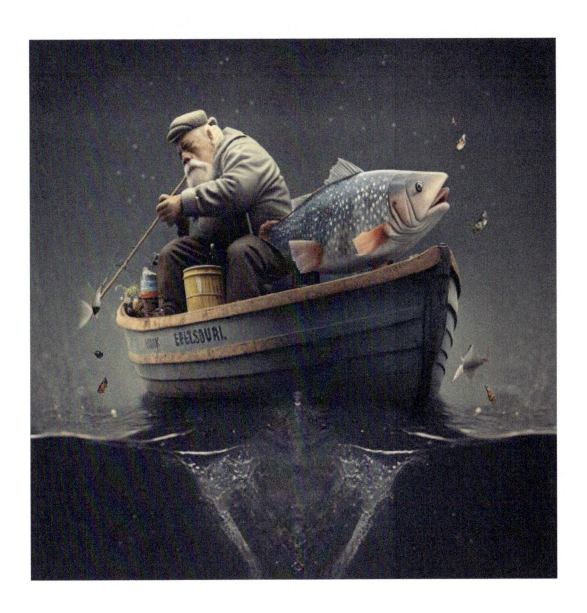

TECNICHE

Semantic Feature Analysis
(applicata ai verbi)

Antonio Milanese – Produrre le frasi

Semantic Feature Analysis

La Semantic Feature Analysis (SFA) è una tecnica nata per le situazioni di anomia, ovvero la difficoltà a reperire una parola. La strategia utilizzata è quella di elicitare le caratteristiche semantiche di una parola rispondendo a delle domande.

PRO: è utilizzata con successo anche nelle afasie fluenti e nell'Afasia Progressiva Primaria.
CONTRO: non tende a generalizzare a parole non trattate.

Potete approfondire questi concetti nel nostro articolo: https://www.trainingcognitivo.it/semantic-feature-analysis-per-lafasia-dove-funziona-e-dove-no/

Perché ci interessa?

Perché, dopo le prime varianti della SFA mirate al recupero dei sostantivi, sono nate versioni della SFA relative al recupero dei verbi.

Semantic Feature Analysis

SFA classica:

1. Si mette un'immagine al centro del foglio
2. Si chiede di denominare l'immagine.
3. Sia che la persona sia in grado di denominare l'immagine, sia che non lo sia, si pongono le domande sotto/sopra ogni casella e si scrivono le risposte
4. Alla fine si chiede alla persona di denominare l'immagine. Se non ci riesce, la denominiamo noi e chiediamo di ripetere.

CATEGORIA	USO	AZIONE
È un/una...	Si usa per...	Cosa fa?
DESCRIZIONE	LUOGO	ASSOCIAZIONI
Come è fatta/o?	Dove si trova?	Mi fa pensare a...?

Antonio Milanese – Produrre le frasi

Semantic Feature Analysis

La Semantic Feature Analysis con i verbi

La prima versione modificata della Semantic Feature Analysis prevedeva di mettere al centro l'immagine di un verbo (ad esempio: tagliare) e di porre delle domande relative a quell'azione, ad esempio:

- Chi compie questa azione di solito?
- Quale parte del corpo o strumento si usa per farlo?

Uno studio di Wambaugh e Ferguson (2007) ha mostrato che gli effetti della SFA con i verbi sono più modesti rispetto a quelli ottenuti con i sostantivi.

Secondo un'osservazione di Gilardone e Papagno (2021) un motivo potrebbe risiedere nel fatto che, anche se la SFA modificata mette al centro un verbo, le domande poste richiedono come risposta dei sostantivi.

Per questo gli autori hanno proposto di sostituire le domande con quelle che riportiamo nella pagina successiva, che potete utilizzare come base per la SFA.

Semantic Feature Analysis

Che cos'altro si fa in quel luogo?

Cosa si fa prima/dopo?

Cosa si può fare nel mentre?

Un altro modo di chiamare quell'azione?

Qual è l'azione opposta?

Semantic Feature Analysis dei verbi, rielaborata secondo i suggerimenti di Gilardone e Papagno (2021)

Antonio Milanese – Produrre le frasi

TECNICHE

Il VNeST per potenziare il recupero dei verbi

Antonio Milanese – Produrre le frasi

VNeST: che cos'è e come funziona

Il termine VNeST sta per **V**erb **Ne**twork **S**trengthening **T**reatment e indica un approccio terapeutico ideato dalla dr.ssa Lisa Edmonds.

In breve, le caratteristiche principali di questo tipo di intervento sono:

- Il focus sui verbi, che costituiscono il fulcro dell'incontro, e in particolare sui verbi transitivi
- L'assenza di immagini (tutti gli indizi sono scritti)

Si parte selezionando 10 verbi transitivi (non troppo generici, ma neanche troppo rari). Per non confondere la persona afasica tra le diverse sessioni, nella scelta dei verbi per un determinato set, è bene non scegliere verbi troppo vicini tra di loro (es: «dire» e «raccontare»).

VNeST: che cos'è e come funziona

Per prima cosa, ritagliate i cartoncini con «chi» e «cosa», poi preparate dei cartoncini con un verbo.

CHI

COSA

VNeST: che cos'è e come funziona

Step 1.

Chiedete alla persona afasica di pensare a 3 o 4 soggetti e a 3 o 4 oggetti di quell'azione. Scrivete ogni parola su un cartoncino e formate una colonna per i soggetti e una colonna per i complementi oggetti. Il risultato finale dovrà essere simile a questo.

CHI	taglia	COSA
cuoco		carne
taglialegna		tronco
maestra		foglio

Antonio Milanese – Produrre le frasi

VNeST: che cos'è e come funziona

È possibile usare nomi propri di amici o conoscenti ai quali possiamo attribuire quell'azione (ad esempio, un amico che per lavora in falegnameria). Anzi, l'ideale è avere un mix di nomi propri e di mestieri. Se la persona non riesce a produrre le parole target possiamo dare dei suggerimenti. Se proprio non riesce, possiamo fornire noi la parola, da scegliere fra tre alternative di cui una corretta.

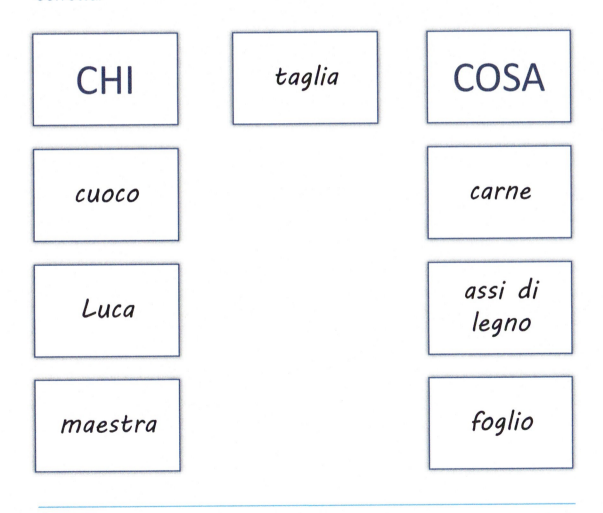

Antonio Milanese – Produrre le frasi

VNeST: che cos'è e come funziona

Step 2

Riga per riga, la persona leggerà ad alta voce le frasi man mano che voi farete passare il foglietto con il verbo tra un soggetto e un oggetto. Se la persona non è in grado di leggere autonomamente, potete chiedere di leggere all'unisono con voi o su ripetizione. Non è necessario aggiungere gli articoli, ma se lo fa è meglio.

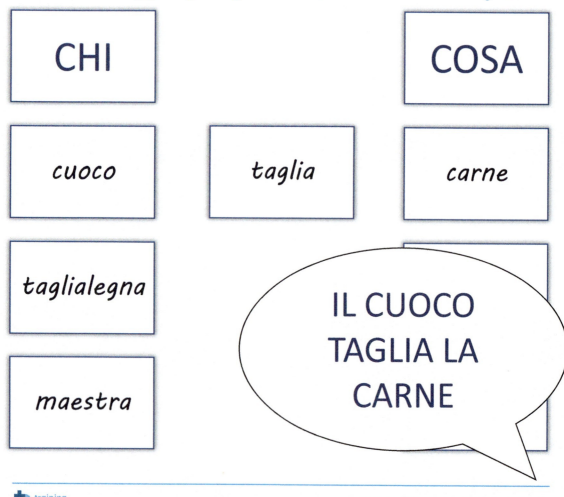

VNeST: che cos'è e come funziona

Step 3

Ritagliare i tre cartoncini con «Quando», «Dove» e «Perché» e usarli per espandere una delle frasi lette in precedenza.

QUANDO

DOVE

PERCHÉ

Antonio Milanese – Produrre le frasi

VNeST: che cos'è e come funziona

Step 4

Leggere 12 frasi (preparate in precedenza) di cui:

- 4 corrette
- 4 con soggetto sbagliato
- 4 con oggetto sbagliato
- 4 con soggetto e oggetto invertiti

E chiedere se le frasi sono corrette o meno. Un esempio:

> Il gatto taglia la pizza
> L'elettricista taglia il filo
> Il giardiniere taglia la lampada
> La bistecca taglia il cameriere
> Il falegname taglia il bicchiere
> ...

VNeST: che cos'è e come funziona

Step 5

Chiedere alla persona afasica «Su quale verbo ci siamo esercitati oggi?»

Se non riesce a dire il verbo in autonomia, mostrare il cartoncino con il verbo scelto.

Step 6

Ripetere lo step 1, stavolta senza suggerimenti. Non è necessario che la persona ripeta esattamente le parole prodotte la prima volta; vanno bene anche parole nuove, purché la persona riesca a rispettare lo schema del «chi-verbo-cosa».

TECNICHE

Lo scripting per automatizzare brevi conversazioni

Antonio Milanese – Produrre le frasi

Lo scripting

Gli scripting – o sceneggiature – sono brevi dialoghi finalizzati da allenare con costanza per permettere alla persona afasica di produrre brevi isole di eloquio automatizzato.

In quali contesti è utile?

Se una persona afasica fa fatica a produrre delle frasi e, soprattutto, fa fatica a generalizzare la produzione, può imparare a memoria brevi scambi. In particolare, è utile allenarsi su quegli scambi che vengono richiesti spesso o che sono percepiti come particolarmente utili dalla persona afasica (ad esempio, per l'autonomia personale).

Un esempio classico è ordinare la pizza al ristorante. In questo caso, a parte poche variabili, lo scambio di domande e risposte si ripete costantemente. Il terapista e la persona afasica possono allenare questo scambio con costanza per 15-20 minuti al giorno fino all'automatizzazione. È anche possibile scambarsi di ruolo.

Lo scripting

Un esempio di dialogo da automatizzare.

T: Buonasera
P: **Buonasera**
T: Cosa desidera?
P: **Vorrei una pizza con i funghi**
T: Da bere?
P: **Una Coca-Cola, grazie.**
T: Desidera altro?
P: **No, grazie**
T: Arrivo subito.

Per le persone afasiche con lettura preservata può essere utile iniziare con il dialogo scritto, proprio come il copione di una sceneggiatura.

Nonostante la ripetitività delle sessioni, una revisione di Goldberg e colleghi (2012) afferma che gli script training possono portare anche a generalizzare degli script non trattati.

Antonio Milanese – Produrre le frasi

Lo scripting + messaggistica

Uno studio di Fein (2020) ha esplorato la possibilità di allenare gli script con... la messaggistica!

In questo modo, oltre a lavorare sull'aspetto della produzione verbale, si può esercitare anche la scrittura.

L'altro grande vantaggio è quello di poter essere esercitato quotidianamente senza la necessità di vedersi di personal

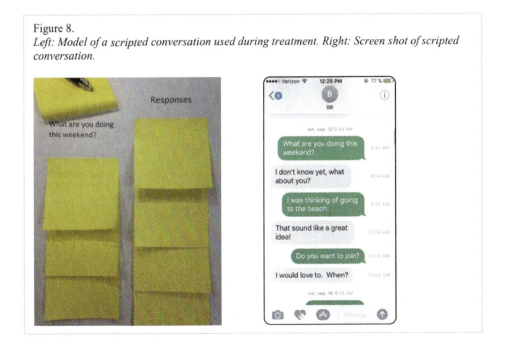

Figure 8.
Left: Model of a scripted conversation used during treatment. Right: Screen shot of scripted conversation.

Articolo disponibile qui:
https://repository.arizona.edu/bitstream/handle/10150/628072/azu_etd_16310_sip1_m.pdf?sequence=1&isAllowed=y

Bibliografia

Bazzini, Zonca, Craca, Cafforio, Cellamare, Guarnaschelli, Felicetti & Luzzatti, Rehabilitation of argument structure deficits in aphasia Aphasiology 26:12, 1440 1460

Fein, Bayley, Rising & M. Beeson (2020) A structured approach to train text messaging in an individual with aphasia, Aphasiology, 34:1, 102-118

Gilardone e Papagno, Riabilitazione in afasiologia. Valutazione e trattamento della morfosintassi, FrancoAngeli, 2021

Goldberg S, Haley KL, Jacks A. Script training and generalization for people with aphasia. Am J Speech Lang Pathol. 2012 Aug;21(3):222 38.

Wambaugh JL, Ferguson M. Application of semantic feature analysis to retrieval of action names in aphasia. J Rehabil Res Dev. 2007;44(3):381-94.

Printed by Amazon Italia Logistica S.r.l.
Torrazza Piemonte (TO), Italy

59401760R00078